NOUVELLE CONTRIBUTION A L'ETUDE

DES

TUMEURS CONJONCTIVES PRIMITIVES

DES

LIGAMENTS DE L'UTÉRUS

PARTICULIÈREMENT

DU LIGAMENT ROND

BIBLIOTHÈQUE NATIONALE R.F. IMPRIMÉS

Par le Dr SANGER, de Leipzig.

Traduit par H. CHAPUT, interne des hôpitaux.

DÉPÔT LÉGAL Seine N° 1883

Extrait des *Archives générales de médecine* (Numéro d'octobre 1883).

PARIS

ASSELIN ET Cie, LIBRAIRES DE LA FACULTÉ DE MÉDECINE

PLACE DE L'ÉCOLE-DE-MÉDECINE

1883

NOUVELLE CONTRIBUTION A L'ÉTUDE

DES

TUMEURS CONJONCTIVES PRIMITIVES

DES

LIGAMENTS DE L'UTÉRUS

PARTICULIÈREMENT

DU LIGAMENT ROND

L'étude des tumeurs primitives des ligaments de l'utérus, telles que les fibromes, les myômes, les sarcomes et leurs combinaisons, espèces qui toutes appartiennent au groupe conjonctif, est de date relativement récente. Jusqu'à ces derniers temps on ne connaissait que deux cas de tumeur solide du ligament rond, ceux de Spencer Wells et de Winckel. On avait bien à la vérité rencontré de gros fibro-myômes dans les ligaments larges, mais l'on hésitait sur leur développement primitif en ce point, et l'on pensait plutôt qu'ils provenaient de l'utérus ou de l'ovaire. On admettait seulement quelquefois que les petites tumeurs avaient pu se développer isolément dans le ligament large. J'ai démontré (1) que les tumeurs conjonctives du ligament large forment un groupe propre et qu'on ne peut douter de leur développement primitif dans cet organe. J'ai pu citer quatre cas pris dans la littérature, outre une observation propre, de tumeur considérable. Hégar et Kaltenbach (2) ont fait la distinction des tumeurs conjonctives du ligament large et ont ajouté deux nouveaux cas à la littérature.

Suivent mes tableaux synoptiques des cas jusqu'ici publiés.

---

(1) Archives de gynécologie, vol. XVI, p. 258.

(2) Manuel opératoire de gynécologie, p. 542.

TABLEAU I. **Tumeurs conjonctives du ligament large.**

OBSERVATEURS et INDICATIONS	AGE ACCOUCH. ANTÉR.	SYMPTÔMES PRINCIPAUX	FLUCTUATION	DIAGNOSTIC AVANT L'OPÉRATION	RENSEIGNEMENTS DONNÉS PAR L'OPÉRATION.			OPÉRATION.	DIAGNOSTIC HISTOLOGIQUE ET GROSSEUR DE LA TUMEUR.	RÉSULTAT.	REMARQUES.
					Pédicule.	Utérus.	Ovaire.				
Bardenheuer. (Drainage du péritoine. Stuttg. 1881.) Pages 113-114. Dans Hégar.		Grosse tumeur qui s'étend dans le petit bassin et se laisse en partie déplacer en haut.			Court.			Déchirure de la paroi antérieure du rectum. Suture intestinale. Blessure d'un gros vaisseau péri-utérin en établissant le drainage.	Myôme.	Mort 4 heures après l'opération, par hémorrhagie.	La description anatomique n'a pas été faite.
Péan. Dans Hégar.					Court.			Pédicule traité comme un pédicule ovarien.	Sarcome médullaire du ligam. large droit.	Mort au deuxième jour, par péritonite.	
Buschman. Billroth opérat.) (Gazette hebdom. de Vienne, 1880, nº 28).	28 ans. 4 accouchements.	Depuis 3 ans augment. du ventre. Partout consistance résistante et élast. La matité se prolonge jusqu'à celle du foie et de la rate.			Pas de pédicule	Sans adhérences avec la tumeur.		Forte hémorrhagie en disséquant le péritoine que la tumeur avait soulevé en se développant en haut et en avant.	Fibro-myôme rétro-péritonéal adhérent avec un des reins situé dans le bassin La tumeur n'a pas de pédicule; elle siège entre les deux feuillets du ligament large. Poids 18 kilog.	Mort au cinquième jour, de peritonite.	La tumeur fortement vascularisée donne l'impression d'une tumeur colloïde solide Elle était recouverte d'un mince feuillet péritonéal.
Rydygier. (Gaz allemande pour la chirurg. 15 vol. p. 279.	Plusieurs accouchements.		Pseudo-fluctuation.	Tumeur utérine avec pédicule volumineux.	Pas de pédicule	Sur l'utérus, deux tumeurs sous-péritonéal. du vol. d'une pe pomme.	Pas d'adhérences.	La tumeur se laisse enlever sans employer aucun instrument et sans qu'on ait à placer de ligature. Le feuillet antérieur du lig. large était fortement adhérent à la paroi abdominale.	Fibro-myôme entre les deux feuillets du ligament large droit. Par places dégénérescence colloïde.	Guérison.	
Chénieux. Arch. de tocolog. et des mal. des femmes, juillet 1880. Page 439.	32 ans. Nullipare,	Tumeur stationnaire ayant crû sans doulrs. Elle paraît dépendre de l'utérus dont elle partage les mouvem. Développem. rapide dans l'esp. de 6 m.		Tumeur utérine avec pédicule volumineux.	Pédicule	Libre.	Libre.	Tumeur attachée à un pédicule se terminant dans le ligament large gauche.	Cysto-Sarcome du ligam. large gauche. Poids 6 kilog.	Mort, au treizième jour, de péritonite provenant vraisemblablement d'un foyer de suppuration au voisinage du pédicule.	La tumeur représentait une masse tremblotante et molle, formée de tissu lâche avec cavités kystiques du volume du poing. Pas d'autopsie ni d'examen microscop.
Schrœder. Séance de la Soc. de gynéc. Berlin, 8 juin 1880. Gaz. clin. de Berlin, 1881. V. 8.									Fibro-myôme.		Pendant l'opération d'un kyste de l'ovaire cette tumeur fut énucléée du ligam. large gauche.

TABLEAU II. **Tumeurs conjonctives du ligament rond.**

OBSERVATEURS et INDICATIONS	AGE ACCOUC. ANTÉR.	ÉPOQUE D'APPARITION DE LA TUMEUR.	SYMPTOMES PRINCIPAUX.	FLUC-TUATION	DIAGNOSTIC AVANT L'OPÉRATION.	AVANT ET PENDANT L'OPÉRATION.			OPÉRATION	DIAGNOSTIC ANATOMIQUE. GROSSEUR DE LA TUMEUR.	RÉSUL-TAT.	REMARQUES.
						Pédicule.	Utérus.	Ovaire.				
Spencer Wells. Transactions patholog., Soc. London. Volume XVII, 1866, page 188. U. Brit. med. journal, 4 Nov. 1865.	40 ans.	Développement lent.	Tumeur de la région inguinale droite, mobile presque indolente.	Pas	Considéré par plusieurs autres chirurgiens comme une hernie, une tumeur ganglionnaire, une tumeur maligne.				Facile. La tumeur est enlevée après incision et décortication.	Tumeur fibreuse du ligam. rond droit; grosseur d'une orange.	Guérison	Les ganglions et tissus voisins sont sains.
Sp. Wells.	50 ans.	Id.	Id.	Id.					Id.	Tumeur fibreuse du ligament rond droit, de la grosseur d'une noix de coco.	Guérison	Id.
Winckel. Pathol des organes sexuels de la femme. 8e livr., planche XXXI et texte.	76 ans. Accouchements antérieurs.									Polypes myomateux de la grosseur d'un haricot, sur les deux ligam. ronds. A l'examen histologique on trouve des myômes à fibres lisses. Long. 20 millim. Haut. 12-15 mill. Larg. 10 millim.		Les tumeurs trouvées à l'autopsie sont situées sous le péritoine sur le trajet du ligament rond, mais non dans le canal inguinal ni au-devant. La tumeur de gauche plus grosse se montrait à la coupe composée d'un myôme plus gros et de 2 autres pl. pet.
Léopold. Archives de gynécologie, vol. XVI, Cahier 3.	48 ans. 2 accouchements.	Il y a 14 ans, la tumeur commença à croître, puis temps d'arrêt et même diminution. Depuis 1 an l'augmentation de vol. reparaît.	Tout d'abord peu de douleurs, plus tard, douleurs vives, surtout quand les règles étaient peu abondantes. La tumeur peut être tirée hors du bassin. Amaigrissement	Pas.	Kyste de l'ovaire droit multiloculaire, avec contenu solide. Adhérence avec la paroi abdominale à droite.		Rétro-fléchi, peu mobile.		Opération non terminée à cause des adhérences trop nombreuses et solides. On n'enlève qu'une partie de la tumeur.	Myôme lymphangiectasique du lig. rond dr. Poids 12 kilog. circ. longit 60 c. circ. selon l'épaisseur, 72 c., diam. long it 28 c., diamètre transvers., 25 c épaisseur, 17 c.	Mort au troisième jour de collapsus.	Un sillon profond parallèle à la ligne blanche divisait la tumeur en deux parties, une gauche plus petite, une droite plus grosse. Le lig. rond droit était allongé sous forme d'un cordon de 18 c. épaissi en son milieu; en s'approchant de la tumeur le cordon prenait l'aspect d'un éventail et se transformait en lamelles au niveau des nodosités voisines de la tumeur.

OBSERVATEURS et INDICATIONS	AGE ET ACCOUCHEMENTS.	APPARITION DE LA TUMEUR.	SYMPTOMES PRINCIPAUX.	FLUCTUATION	DIAGNOSTIC AVANT L'OPÉRATION.	AVANT ET PENDANT L'OPÉRATION.			OPÉRATION.	DIAGNOSTIC ANATOMIQUE. GROSSEUR DE LA TUMEUR	RÉSULTAT.	REMARQUES.
						Pédicule.	Utérus.	Ovaire.				
Kleinwächter. Journal pour les accouchements et la Gynécologie. Volume VIII, cahier I.	44 ans. 5 accouchem.	Depuis un an à la suite d'un coup sur le bas-ventre.	Douleurs médiocres, accroissement constant de la tumeur et surtout à l'époque des règles. Tumeur mobile remplissant le bassin. En la repoussant en haut, douleur dans la région de l'arcade crurale droite.	En avant et en bas sensation de fluctuation obscure.	Tumeur solide de l'ovaire droit.	Court et mince.	Immobile porté à droite en arrière de la tum.	Ovaire gauche; derrière la tum. on ne sent pas le droit.	Nombreuses adhérences avec l'épiploon et le péritoine pariétal. Le pédicule est maintenu par le clamp. Drainage abdominal, hémorrhagie secondaire.	Fibrome du ligam. rond gauche. Poids, 1750 gr. Larg. 16 cent. Long. 18 cent. Circ. 55 cent.	Mort au 3e jour, de péritonite septique.	A 2 c 1/2 du point où se détache le lig. rond gauche, on trouve un pédicule de 1 c. 1/2 et du vol. d'un crayon et qui se termine par une extrémité déchiq. en partie : et qui du côté de son extrémité inf. se confond avec le ligam. rond. Situat. intra-péritonéale de la tum.
Hecker. Diss. inaug. Leipzig, 1882, non imprimée. Opération par le prof. B Schmidt.	40 ans. Multipare.	Dans son enfance avait déjà dans la grande lèvre droite une tumeur comme une noisette. Depuis 31 ans, accroissement lent.	Tumeur auparavant mobile, réductible, encore mobile mais irréductib. Souvent douleurs pendant les époques. La tumeur se prolonge dans le canal inguinal.	Pas.	Hernie inguinale externe droite, avec épiploon épaissi.	Pédicule	Libre.		Incision de 15 c. Après l'ouverture du sac on tombe sur une tumeur solide qu'on sépara en haut de ses enveloppes. Le pédicule est lié, puis coupé.	Myôme du lig. rond droit, recouvert du sac herniaire d'une hernie de l'ovaire droit congén. Poids du myôme, 330 gr. Larg. 10 cent. Long. 11 c. 1/2.	Guérison ap. 3 semaines. Les règ. revinrent au bout de six semaines.	Le sac herniaire enlevé ont 2 tum. avec 3 péd. L'un appartient à l'ov (lig. de l'ov.). Le second représent. le lig. large, et le troisième correspondait au lig. r ou à un pédicule y conduisant.
Duplay. Archiv. génér. de médecine, Paris. 1882, mars.	32 ans. 1 accouchement.	Depuis 8 mois petite tumeur longitudinale dans la région inguin. droite.	Depuis 18 mois, douleur dans la région inguinale droite irradiant vers l'anus et le creux du jarret. Tumeur indolente, mobile, accroissement rapide du côté de la gr. lèvre. Dep. 7 m. cess. d. règl.	Pas.	Sarcome des ganglions de l'aine.	Pédicule de la longueur du pet. doigt sortant par l'orifice extérieur du canal inguinal.	Libre.	Libre.	Incision selon l'axe longitudinal de la tumeur qui était enveloppée d'une capsule fibreuse. Pas d'adhérences solides si ce n'est à l'orifice externe du canal inguinal.	Fibro-myôme du ligament rond droit et partiellement Caractères myxomateux à son intérieur.	Guérison ap. huit semaines.	Du pédicule émanent de nombreux faisceaux de fibres lisses qui se répandent à la périphérie de la tumeur. En outre il existe des faisc. musc. qui s'entrecroisent au voisinage du pédicule sans lui adhérer.
Paletta. Dans Duplay, d'après Aumoitte. Des tumeurs solides des grandes lèvres. Thèse de Paris, 1876.			Tumeur du vol. du poing, dans la partie supérieure de la grande lèvre gauche.	Pas.					L'incision évacue un liquide clair; après la section de la tumeur il restait au devant du canal inguinal une petite masse dure, que le doigt, introduit dans le canal, reconnaissait comme le reste de la tum. enlevée, et appartenant au ligament rond.		Guérison.	Soit cysto-fibrome du ligament rond ou bien hydrocèle à l'intérieur du ligament, avec hypertrophie de ses parois.

OBSERVATEURS et INDICATIONS	AGE ET ACCOUCHEMENTS.	APPARITION DE LA TUMEUR.	SYMPTOMES PRINCIPAUX.	FLUCTUATION	DIAGNOSTIC AVANT L'OPÉRATION	AVANT ET PENDANT L'OPÉRATION.			OPÉRATION.	DIAGNOSTIC ANATOMIQUE GROSSEUR DE LA TUMEUR.	RÉSULTAT.	REMARQUES.
						Pédicule.	Utérus.	Ovaire.				
Verneuil. D'après Duplay et Aumoine.	26 ans. 1 accouchement difficile.	Six mois après l'accouchement.	Tum. comme une noix, mobile, très dure, située dans la région inguinale droite. Pendant 3 ans son développement a été lent. Parfois douleurs spontanées légères. Douleurs violentes pendant les règles. Pas de changements apportés par la toux.		Non précisé. On pensa à une hernie de l'ovaire, une hernie de la vessie ou une hydrocèle.	Existait.			Incision cutanée. Une ponction exploratrice donna quelques gouttes de liquide. La tumeur fut facilement énucléée. Ligation du pédicule que l'on reconnaît être une émanation du ligament rond.	Fibrome pur du ligament rond droit.	Guérison.	
Duncan. Edinburgh med. Journal, march. 1876. Dans Duplay.									Fibrome du volume d'un œuf de poule; libre au devant du ligam. large dr. adhérent au lig. rond par un court pédic. large d'un quart de pouce à l'intér., plus. end. ayant subi la dégénéresc. calc.			Produit d'autopsie.
Hofmokl. Déplac. spontané d'un fibrome utérin dans une hernie abdominale. Journ. général de Vienne, 1882. N° 44.— Central. blatt. f. gynekologie, 1883, n° 15.	33 ans. 1 accouchement.	Grosse hernie au-dessus du lig. de Poupart, avec laquelle se trouvait une tumeur solide qui occasionna la gangrène de la paroi abdominale, et fit ensuite une saillie partielle.				Large, plongeant dans le périt.	?	?	La grosse tumeur fut enlevée en deux fois, en partie avec le couteau, en partie avec le Paquelin, on détruisit le reste avec des flèches de chlorure de zinc.	Outre ce gros fibrome la malade en avait encore un second, pédiculé, adhérent au ligament rond, et situé dans la grande lèvre gauche, on l'enleva également.	Guérison.	L'origine du gros fibrome n'a pas été nettement démontrée, peut-être était-ce aussi un fibrome du ligam. rond ou du ligament large.
Sænger.	22 ans. 3 accouchements.	Tumeur reconnue à 17 ans, considérée longtemps comme une hernie et traitée par un bandage herniaire.	après le dernier accouchement. croissance rapide de la tumeur. Faiblesse et amaigrissement croissant.	Pas.	Cysto-fibrome du ligament rond droit.	Pas.	Atrophié en rétroversion.	On sent les deux ovaires.	On dénude et on enlève une partie de la tumeur. Sa base adhérant à la ligne innominée et au petit bassin ne pouvait être enlevée. Drainage. — Compression.	Fibro-myo-sarcome du lig. rond droit.	Mort en 24 heur. par épuisement.	Le ligament r. allongé traverse l'anneau inguin. élargi, s'étale en forme d'éventail. à 1 ou 5 c. devant l'anneau et se termine dans la masse de la tumeur.

Nous aurions pu ajouter à ce tableau un cas publié par Duplay (1) sous le titre de Sarcome kystique du ligament large. Nous ne l'avons pas consigné dans ce tableau, parce que Duplay lui-même se montre très incertain au sujet du diagnostic, admettant la possibilité de l'origine utérine ou ovarienne de la tumeur. On n'a d'ailleurs ni opéré ni autopsié la malade.

Récemment, plusieurs cas cliniques se sont présentés à nous, dans lesquels je croyais pouvoir porter le diagnostic fibrome du ligament large, à cause de la situation nettement unilatérale de la tumeur située assez près de l'utérus, à cause des dimensions normales de cet organe, et de son déplacement latéral, à cause de la situation de la tumeur dans le tissu périutérin, avec prolongement jusqu'aux culs-de-sac du vagin, à cause de l'absence de pédicule, et en particulier à cause de l'absence des symptômes propres à un fibrome utérin non pédiculé, surtout les hémorrhagies.

On n'a une preuve certaine du développement primitif dans le ligament large de tels fibromes que par l'opération ou l'autopsie. On a besoin encore de matériaux plus considérables, afin de pouvoir distinguer nettement les tumeurs conjonctives primitives du ligament large des kystes du même ligament, ou des fibromes utérins intraligamenteux.

Je me borne provisoirement à la statistique de ces cas, et vais maintenant étudier en détail les tumeurs conjonctives du ligament rond, au point de vue anatomique et clinique.

Duplay, dont le travail sur les tumeurs solides du ligament rond est le seul et unique paru sur cette matière, ajoute encore trois cas qui n'ont qu'une valeur clinique, car ils n'ont été ni opérés ni autopsiés. Dans ces cas, il s'agit de tumeurs s'accroissant lentement, encore mobiles au début, indolentes, et siégeant dans les grandes lèvres. L'une a été diagnostiquée fibrome du ligament rond; la seconde, fibrome de la grande lèvre, e pour la troisième aucun diagnostic n'a été porté.

(1) Gaz. des hôp., 1880, 79.

Nous faisons suivre l'observation de notre cas.

La nommée B..., gouvernante, âgée de 22 ans, a eu une bonne santé dans sa jeunesse. A l'âge de 17 ans, elle remarqua dans la région inguinale droite une tumeur solide du volume d'un œuf de pigeon. Le médecin consulté porta le diagnostic hernie et ordonna un bandage. Cette ordonnance fut exécutée dans la suite, jusqu'à ce que, il y a environ 4 ans, elle fût forcée d'enlever son bandage à cause de douleurs, de rougeur et de sensibilité de la peau. La tumeur avait peu augmenté jusque-là. La malade est mariée et a accouché trois fois. Pendant sa dernière grossesse et depuis son troisième accouchement normal (août 1882), quatorze semaines avant son entrée à L..., elle remarqua un accroissement plus rapide de sa tumeur. Cependant ses forces ne revenant pas, elle maigrissait et perdait la coloration de son visage sans qu'aucune complication puerpérale ne se fût déclarée. Le 21 novembre, elle consulta mon collègue Glitseh qui m'appela en consultation.

A l'examen, nous trouvons la malade d'une taille moyenne, fortement amaigrie, présentant une couleur brune cachectique de la peau.

On constate une tumeur du volume d'une tête d'enfant dépassant l'ombilic d'un travers de doigt, et s'étendant dans l'hypogastre et le mésogastre.

La tumeur a l'aspect d'un champignon en ce sens que la masse principale a la forme d'une demi-sphère, et qu'elle s'effile peu à peu dans le canal inguinal pour se perdre enfin au voisinage de la symphyse. La tumeur est lisse, non mamelonnée, et s'étend à la palpation jusque du côté gauche; elle a une consistance solide, non fluctuante et est à peu près immobile. Les grandes lèvres sont libres. Par le toucher vaginal on trouve l'utérus en rétroversion et mobile. L'hystéromètre de 4 millimètres pouvait y être introduit à une profondeur de 6 centimètres. (Légère atrophie puerpérale de l'utérus.) On sent les deux ovaires, surtout le droit.

La tumeur s'étend de la fosse iliaque jusqu'à la ligne innominée; au niveau de son milieu, elle se prolonge jusqu'au promontoire et même dans le petit bassin. Par l'intérieur, on la sent plus molle qu'à travers les parois abdominales, mais on ne peut la soulever; elle est si fermement fixée qu'elle semble provenir des parois latérales du bassin.

La tumeur avait 21 centimètres de long et 18 centimètres de large. La distance de l'ombilic à l'épine iliaque droite mesurait 19 centimètres, de l'ombilic à l'épine iliaque gauche 17 centimètres.

Une ponction exploratrice entreprise à l'aide d'une seringue de Pravaz donna issue à un liquide jaune comme de l'urine, dans lequel l'examen microscopique montra des globules blancs et rouges. Par la chaleur et les acides, le liquide coagulait.

L'examen de la tumeur et la ponction conduisaient à penser à une hydrocèle. Nous admîmes que son point de départ était le ligament rond, à cause du siège de la tumeur, de sa position superficielle, de sa forme en champignon avec extrémité étroite prolongée dans le canal inguinal.

Quoique ces tumeurs n'aient point encore été observées avec ce volume, il était cependant possible que les parois en fussent épaissies par suite d'un processus inflammatoire ou malin.

Le 25 novembre on fit une ponction avec un gros trocart, mais cette fois il ne s'écoula pas de liquide, pas plus que par une troisième ponction avec la seringue de Pravaz.

Admettant alors que la première ponction avait rencontré une petite cavité de la tumeur, on supposa qu'on avait affaire à un cystofibrome du ligament rond, qui avait pris son développement au devant du péritoine dans la paroi abdominale et la fosse iliaque.

En faveur de cette dernière opinion plaidaient la situation superficielle de la tumeur, son immobilité et surtout la mobilité de l'utérus et de l'ovaire. Pour la même raison, on pouvait rejeter la supposition d'une hernie inguinale dans laquelle se serait développée une tumeur maligne de l'ovaire. De plus, la malade ne signalait aucun de ces troubles de menstruation si caractéristiques qui surviennent dans les hernies de l'ovaire.

Comme la tumeur avait crû rapidement dans les derniers temps, comme elle était peut-être de nature maligne et causait enfin de grandes douleurs à la femme, je me décidai à l'opérer, supposant et espérant que la tumeur ne possédait pas une base si large qu'on l'avait senti par les manœuvres extérieures, et que le rétrécissement constaté dans la région inguinale correspondait peut-être à un pédicule que l'on pourrait lier après avoir énucléé la tumeur. Après les préparatifs usités on entreprit l'opération le 5 décembre dans une pension de malades. Il y avait comme assistants les Drs Glitsch, Landerer, Sachse et Schellenberg.

Incision de 12 centimètres, parallèle à la ligne blanche, située au niveau du bord externe du muscle droit, et étendue de l'ombilic au ligament de Poupart. Malgré la prudence de l'incision, la paroi de la tumeur se trouva intéressée et une forte hémorrhagie veineuse qui en résulta fut arrêtée par une suture de matelassier.

La tumeur fit bientôt saillie et apparut de couleur rouge sombre, traversée de nombreux vaisseaux qui, partant du canal inguinal, se portaient obliquement en haut et en dehors. En considérant la tumeur avec plus d'attention, il devenait évident que la surface en était formée par les muscles abdominaux très amincis, grand oblique et transverse, qui sur une épaisseur de 1 centimètre 1/2 ou 2 centimètres, recouvraient la capsule de la tumeur. On fendit avec précaution sur la sonde cannelée, dans la direction longitudinale.

Tandis qu'on séparait la tumeur de son enveloppe musculaire, le sang s'écoulait en plusieurs places, comme d'une éponge. On plaça des pinces sur les lèvres de la peau et des muscles coupés. On passa le thermo-cautère à la surface de la tumeur. Compression avec une éponge. Après que l'hémorrhagie fut arrêtée dans une certaine mesure, on allongea l'incision de la peau et des muscles en haut et en dehors aussi bien qu'en bas et en dedans. Continuer la séparation de la tumeur de sa gaine musculaire en haut et en dehors était chose assez facile, cependant l'hémorrhagie de la capsule de la tumeur s'accrut. Se servant d'un crochet à anévrysmes, on lia le prolongement que la tumeur envoyait dans la canal inguinal et d'où semblaient partir d'épais vaisseaux. On put alors couper obliquement la capsule de la tumeur, et rencontrer à sa base un lobe de la grosseur d'une pièce de 5 marcs, épais comme le doigt et de consistance molle, moelleuse, sans que l'hémorrhagie se reproduisît. Plus on se portait en dehors, plus l'on rencontrait de fibres tendineuses tendues sur la capsule, et que l'on devait couper avec le couteau. Enfin, on essaya de libérer la tumeur du côté de la ligne blanche. On incisa la capsule et on vit sortir une masse fongueuse analogue à de la moelle. En coupant quelques faisceaux fibreux, un pli du péritoine se trouva sectionné ; aussitôt on ferma l'orifice avec deux pinces de Kœberlé. La tumeur, libérée de toutes parts autant que cela était possible, il fut évident : 1° que la tumeur était maligne; 2° qu'elle n'était pas, comme on l'avait espéré, devant le péritoine, facilement énucléable et pédiculée dans le canal inguinal, mais que, dans presque toute son étendue,

BIBLIOTHÈQUE NATIONALE
R.F.
IMPRIMÉS

elle adhérait avec le péritoine. Pour voir comment le péritoine se comportait en dedans relativement à la tumeur, un doigt fut introduit par la fente faite au péritoine ; on put constater que le péritoine pariétal non mobilisable s'enfonçait profondément dans la tumeur et qu'il y avait de fortes adhérences dans la profondeur et en arrière. Cette exploration démontra que la tumeur remplissait partie la fosse iliaque et dépassait la ligne innominée droite ; à ne l'intérieur de la cavité péritonéale, on sentait en dedans et en bas de la fente déjà mentionnée, un cordon se portant dans le bassin qui ressemblait au ligament rond droit, et qui indiquait qu'on était forcé d'ouvrir le péritoine dans la région de l'anneau inguinal interne. Comme l'ablation complète de la tumeur n'était possible qu'en faisant une fenêtre à la paroi abdominale droite, et qu'en élargissant la fente péritonéale, ce qui conduisait à une véritable laparotomie, comme l'ablation des parties se prolongeant vers le bassin était discutable, vu les fortes adhérences au péritoine et le voisinage des gros vaisseaux; comme la femme était dans le collapsus et avait d'ailleurs perdu beaucoup de sang, pour toutes ces raisons, on ferma la fente péritonéale avec une suture ininterrompue. Ensuite, au niveau des limites des parties énucléées de la tumeur, on passa plusieurs tours d'un fil en gomme de 2 centimètres d'épaisseur, on l'arrêta avec une plaque de plomb, on ajouta par dessus un lien élastique qu'on arrêta et on enleva enfin les trois quarts de la masse morbide. Cependant le moignon se dégagea de la ligature élastique, toutefois sans saigner. On fit alors la ligature de quelques portions qui faisaient saillie, et on les enleva pour rendre le moignon plus régulier Une suture profonde à la soie réunit la plaie cutanée et musculaire à la partie supérieure et inférieure; de telle sorte que la plaie qui restait mesurait 8 centimètres de longueur. On tamponna avec de la ouate salicylée; deux drains en gomme iodoformés, gros comme le doigt, furent placés et, à l'intérieur et à l'extérieur, la plaie fut pulvérisée avec de l'iodoforme.

Pansement compressif avec de la gaze iodoformée (10 0/0), ouate salicylée (10 et 4 0/0), jute carbolique (10 0/0) ; tours autour du ventre et spica de l'aine. Camphre, éther.

Enroulement médiocrement serré des deux jambes avec une bande élastique (auto-transfusion).

2 heures de l'après-midi. Le pansement est sanglant au niveau du flanc et de la cuisse droite et au niveau du siège. Application de

tampons de jute. Compression solide. Camphre. Cathétérisme; urine claire comme de l'eau. La malade revient lentement à elle. Lèvres bleues, visage pâle et froid. Pouls très faible, corps médiocrement chaud.

4 heures de l'après-midi. La malade a toute sa connaissance.

7 heures du soir. La bande élastique s'est desserrée. Collapsus passager. Pouls à 150°. Température 36°,8. Trois lavements au vin, champagne.

10 heures du soir. La malade est très abattue. Visage pâle et livide, pouls très petit, incomptable. Langue sèche, soif légère, cris de douleur éprouvée dans les deux cuisses. Celles-ci sont tendues : il y a de la thrombose veineuse, et de l'œdème commençant. Le pansement est humide dans le flanc droit, et sec au niveau de la blessure. Analeptiques, vin chaud, chaleur. Pendant la nuit agitation, angoisse, dyspnée, collapsus.

10 heures du matin, 6 décembre. Mort.

Autopsie. — 2 heures de l'après-midi.

Le pansement, du côté droit du bassin, est humide de sérum sanguin. La suture et la blessure ont belle apparence, sans odeur fétide. Pas de caillots dans la plaie.

Par la pression sur le ventre, on voit sourdre de la profondeur un sérum sanglant épais. Le canal des drains était déjà fermé. Cavité abdominale libre de sang et d'exsudats. La partie de la tumeur non enlevée se portait de la fosse iliaque par-dessus l'extrémité postérieure de la ligne terminale jusqu'au promontoire et en dehors sur une étendue large comme la main, faisant saillir en dedans le péritoine à la façon d'une demi-sphère. Dans le tiers inférieur, là où le péritoine avait été ouvert, puis refermé à l'aide d'une suture, on voyait plonger de haut en bas et de dehors en dedans un cordon revêtu de péritoine, épais comme un tuyau de plume, plat et mou, et tendu horizontalement. En suivant ce cordon de dehors en dedans vers le bassin, on rencontrait le corps de l'utérus en rétroversion et les deux ovaires; il était évident qu'il s'agissait du ligament rond allongé, qui se continuait sur la tumeur. La place où cela avait lieu correspondait à l'anneau inguinal interne, au niveau duquel le péritoine avait été ouvert.

La suture ininterrompue n'avait pas, il est vrai, compris toute la fente, cependant la réunion du péritoine existait.

Longueur du ligament rond droit.... 16 centimètres.
Longueur du ligament rond gauche. 13 —
Longueur du ligament large droit. 10 —
Longueur du ligament large gauc. 8 —

Le ligament rond droit croisait la trompe en avant, en dehors et en haut. L'œil était surpris de la différence de longueur des ligaments de l'utérus de chaque côté. En outre ces organes étaient étonnamment mous comme tous les organes génitaux.

L'utérus mesurait, du fond à l'orifice externe, 7 centimètres 1/2. Cavité utérine 3 cent. 6, col 3 cent. 4. Epaisseur du corps de l'utérus 2 cent. 3. Musculature d'un blanc jaunâtre, molle. Les ovaires avec leur albuginée résistante et leur apparence flétrie ressemblaient à des bourses. L'ovaire droit montre trois follicules plus gros qu'un pois, remplis de sang et d'autres plus petits remplis de liquide. Muqueuse utérine striée d un rouge bleuâtre foncé, de même que le col et les lèvres du col érodées. La muqueuse du corps n'est pas gonflée. La régression des organes génitaux internes était donc incomplète (utérus puerpéral en atrophie : annexes en état mou non involués).

Examen macroscopique de la tumeur. — La surface au niveau des muscles abdominaux est lisse, du côté de la cavité abdominale, et en haut, mamelonnée. A l'intérieur, apparence lobée, nodosités sphériques et hémisphériques. A la coupe, on trouve des cavités isolées ayant jusqu'au volume d'un pois, consistance ferme, structure en général fasciculée, par endroits friable, ailleurs molle et moelleuse. Couleur d'un rouge pâle. Nombreux vaisseaux dans la coupe. Capsule mince semblant très vasculaire. Les vaisseaux proviennent des muscles abdominaux et de l'artère épigastrique.

Après avoir enlevé la suture du péritoine au niveau de l'anneau inguinal interne, on voit le ligament rond traverser le canal inguinal raccourci et comme strié, et paraître plus large sur une longueur de 4 à 5 centimètres, ensuite prendre l'apparence d'un éventail et se porter sur la tumeur dans laquelle il se perd après avoir comme dissocié les faisceaux.

Examen microscopique. — Sur les fragments pourvus de péritoine, celui-ci se montre 4 ou 5 fois épaissi. Du péritoine vers le centre de la tumeur, on trouve plusieurs stades de néoformation du tissu conjonctif, et de la périphérie vers le centre, on rencontre des travées résistantes pauvres en cellules, composées plutôt de faisceaux de tissu conjonctif. Entre ces travées, se trouvent des foyers arrondis composés de cellules rondes à gros noyaux, auxquelles s'adjoignent vers le centre de la coupe des cellules fusiformes plus ou moins longues disposées circulairement. En plusieurs points, on distingue deux sortes de structure: des foyers pâles, finement fibrillaires, pauvres en cellules, circonscrivant des cavités, et d'autre part des foyers de cellules pressées les unes contre les autres. A un plus fort grossissement, les premiers foyers se montrent comme des îles de tissu conjonctif ondulé, fin, riche en lacunes, et de faisceaux musculaires lisses.

Les secondes, formant la plus grande partie du tissu, consistent soit en cellules fortement pressées, rondes ou fusiformes et à gros noyaux, ou d'un mélange de faisceaux musculaires et conjonctifs entre lesquels de nombreuses cellules de même espèce se trouvent interposées. De nombreux faisceaux musculaires, surtout sur les morceaux pris au voisinage du ligament rond, se rencontrent après macération dans l'acide nitrique à 20 0/0; on peut alors isoler de nombreux éléments, portant les caractères de jeunes cellules musculaires.

Evidemment, il s'agissait à l'origine d'un fibro-myôme qui s'était ensuite transformé en sarcome. On peut en comprendre ainsi la formation: tout d'abord existait un fibro-myôme qui resta pendant un certain temps stationnaire, et qui plus tard, sous l'influence du traumatisme exercé par le bandage herniaire, puis, grâce aux grossesses et accouchements se succédant rapidement, s'accrut puissamment et subit enfin la prolifération sarcomateuse. Le diagnostic anatomique de la tumeur pouvait être déjà posé pendant l'opération. On avait admis d'abord en raison de la ponction, un fibromyôme oligocystique, diagnostic rapproché de la vérité, puisqu'on trouvait dans la tumeur quelques espaces kystiques. On avait également déterminé avec certitude avant l'opération le siège et l'origine de la tumeur.

Le résultat malheureux de notre cas nous fait d'abord poser une question : était-il légitime d'opérer? On peut répondre qu'il s'agissait d'une tumeur à accroissement rapide et de siège sûrement extra-péritonéal, grâce à quoi il était possible de l'énucléer sans ouverture du péritoine, comme on l'a déjà vu réussir pour des tumeurs des parois abdominales encore plus considérables. La croissance rapide de la tumeur pendant la dernière grossesse et après les couches faisait songer à une tumeur maligne, et cette circonstance exigeait d'autant plus l'ablation de la tumeur, que la femme perdait davantage ses forces. A la vérité, la faiblesse de la malade pouvait, en partie du moins, être rapportée à ce qu'elle n'était pas encore bien rétablie de son dernier accouchement, ce qui devint évident par la constatation de l'involution incomplète des organes génitaux int rnes. On doit plutôt admettre que la rapide croissance de la tumeur retardait l'involution et consumait les forces de la malade. Quant au malheureux résultat, chez une malade déjà si affaiblie, il provenait de ce que la tumeur n'était pas énucléable comme on l'avait admis, mais dans toute son étendue intimement adhérente avec le péritoine de la paroi abdominale de la fosse iliaque du bassin, et que sa capsule présentait des adhérences très vasculaires. Lorsque la tumeur eut été énucléée jusqu'à sa base, il ne restait plus autre chose à faire que ce qui est souvent arrivé dans d'autres tentatives d'ablation de tumeurs, c'est-à-dire qu'à enlever de la tumeur tout ce qu'on en pouvait prendre. Quant à exciser le péritoine, on n'y pouvait songer pour celui de la fosse iliaque et du bassin. C'eût été tout autre chose si la tumeur n'avait occupé que la paroi abdominale. Dans un tel cas on aurait pu employer la pratique hardie que Sklifossowsky (1) a exécutée avec succès, la résection du péritoine pariétal.

Il opéra un très gros sarcome de la paroi abdominale qu'on ne pouvait séparer ni du péritoine ni des muscles; il enleva presque toute la paroi abdominale et recouvrit les intestins mis à nu avec un grand lambeau de peau. La tumeur pesait 4107 gr. et avait 71 cent. et demi de circonférence. La plaie guérit par première intention, la guérison fut seulement retardée par un abcès sous-cutané. La peau n'adhéra pas aux intestins et il n'y eut pas de troubles digestifs. Avec un appareil protecteur destiné à soutenir la paroi abdominale qui s'affaissait, on put renvoyer la malade quatre mois après l'opération; mais déjà

(1) Wratsch, n. 18. Gaz. med. hebd. de Saint-Pétersbourg, n. 36.

dès la troisième semaine on pouvait la considérer comme guérie.

Moins heureux fut Weinlechner (1) dans un cas analogue. Pendant une laparotomie, une tumeur qu'on croyait ovarienne se présenta comme une tumeur kystique de la paroi abdominale, revêtue de péritoine et ayant proliféré entre la symphyse et la vessie. On extirpa le péritoine qui recouvrait sa face postérieure, et on ferma la plaie de la paroi. La femme mourut au bout de deux jours de péritonite suppurée.

Si des tumeurs telles que la nôtre peuvent être énucléées des parois osseuses du grand et petit bassin sans qu'il soit besoin de faire une résection, toujours est-il que l'ablation du péritoine pelvien présente à de grandes difficultés, à cause de la nécessité de lier plusieurs gros vaisseaux. Nous pouvons donc dire que la possibilité d'extirper totalement les tumeurs est d'autant moindre qu'elles se prolongent davantage sous le péritoine dans le petit bassin.

Les principes généraux, de même que l'exécution de notre opération, permettaient d'établir qu'il était légitime d'enlever au moins la partie de la tumeur adhérente au péritoine pariétal, sans réséquer cette paroi. L'opération n'offrait d'ailleurs rien de particulier. La mort fut la conséquence de la perte de sang, du shock et peut-être d'une intoxication aiguë par l'iodoforme.

Apparition et développement des tumeurs conjonctives du ligament rond. — Leur siège peut être :

1° *Intra-péritonéal*, sur le trajet du ligament rond depuis l'utérus jusqu'à l'anneau inguinal interne ;

2° *Intra-canaliculaire*, à l'intérieur du canal inguinal ;

3° *Extra-péritonéal*, en dehors du canal inguinal, dans la paroi abdominale, dans le tissu cellulaire du bassin, dans la grande lèvre ;

4° Dans un endroit plus éloigné de la paroi abdominale, la tumeur étant en relation étiologique avec le ligament rond.

(1) Extirpation d'un cystofibrome de la paroi abdominale antérieure pris pour une tumeur de l'ovaire. (Centralblatt für Gynekologie, 1883, n. 16.)

1° Pour ce qui est de la forme intra-péritonéale, nous n'avons comme exemple que les trois cas de Winckel, Duncan et Kleinwächter. Dans le premier cas, il s'agissait de polypes du ligament rond ; dans le second, d'une tumeur pédiculée, mobile, grosse comme un œuf de poule ; dans le troisième, d'une tumeur grosse comme une tête d'homme adhérente à l'épiploon et la paroi et reliée au ligament rond par un pédicule. Quand celui-ci ne prend pas une part directe à la formation de la tumeur, il faut bien qu'elle ait un pédicule. Le développement pathologique d'une tumeur est, il est vrai, indépendant de son substratum, cependant il est surprenant de voir un organe aussi mince que le ligament rond devenir le point d'origine d'une tumeur aussi grosse que celle de Kleinwächter. Cela dépend sans doute des vaisseaux qu'elle recevait par ses adhérences avec l'épiploon et la paroi.

2° Une tumeur conjonctive purement intra-canaliculaire du ligament rond n'a pas encore été décrite ; cependant, certaines tumeurs à développement péritonéal se prolongent dans le canal inguinal et changent la direction du canal ; pour toutes ces raisons, elles doivent entrer en ligne de compte.

3° Le plus souvent les tumeurs conjonctives du ligament rond se développent en dehors du péritoine, c'est-à-dire en dehors du canal inguinal. Leur siège principal est, soit la région inguinale, ou la région de l'insertion externe du ligament, ou la paroi abdominale, ou les grosses lèvres, la fosse iliaque, la ligne innominée, le petit bassin. En s'accroissant, la tumeur peut occuper plusieurs de ces régions. Au commencement, elles siègent souvent à la région de l'anneau inguinal externe, au niveau du tiers interne du ligament de Poupart et de l'éminence du pubis. Le plus souvent, comme les hernies inguinales, elles se développent dans la grande lèvre (Spencer Wells, Duplay, Paletta, Hofmokl). Nous n'avons qu'un cas (Léopold) de développement de la tumeur en dehors, le long du fascia abdominal, le péritoine s'enfonçant notablement du côté interne ; nous n'avons aussi qu'un seul cas, le nôtre, de développement selon toutes les directions, même dans le canal inguinal, mais à l'exception des grandes lèvres. Seulement, ces deux cas étaient adhérents par leurs larges insertions, immobiles et non pédiculés dans le sens clinique. Ce n'est que pendant l'opération qu'on découvrait des traces de pédicule.

Existe-t-il un canal de Nück (sac dartoïque de Broca), avec dilatation conduisant à l'hydrocèle de la femme, dans ces cas, la prolifération externe du ligament rond se trouve encore intra-péritonéale.

Nicolaysen a décrit récemment un cas d'hydrocèle double du canal de Nück, chez une fille de 4 ans et demi, dans lequel la communication persistait avec le péritoine et où les extrémités externes du ligament rond offraient des deux côtés le volume d'un haricot aplati. On peut évidemment prononcer ici le mot de production néoplasique, et ce cas paraît intéressant, surtout au point de vue étiologique.

4° On connaît un certain nombre de cas dans lesquels des tumeurs de la paroi abdominale sans relation évidente avec le ligament rond, offraient la structure de fibro-myômes.

Nous devons faire mention ici des travaux de Grätzer (1), Sänger (2) et Léopold (3), dans lesquels il était vraisemblable qu'il existait une connexion de ce genre entre la tumeur et le ligament rond. Toutes les fois qu'une tumeur des parois abdominales n'occupe pas la région inguinale, mais siège plus haut, ou bien s'est accrue dans la direction de l'épigastre vers l'hypogastre, on peut admettre que le ligament rond n'est pas le point de départ anatomique de la tumeur. Cela devient plus difficile à déterminer quand la tumeur descend davantage vers la région inguinale. Les tumeurs de la paroi abdominale ont plusieurs analogies au point de vue étiologique, anatomique et clinique, avec les tumeurs conjonctives du ligament rond.

---

(1) Des tumeurs conjonctives de la paroi abdominale. Dissertation inaugurale, Breslau, 1879.

(2) Archives für Gynekologie, vol. XVI, p. 265.

(3) Archives für Gynekologie, vol. XVI, p. 412.

L'anatomie pathologique de ces tumeurs n'offre pas de particularités qui les distinguent des tumeurs conjonctives de l'utérus et du ligament large. Le plus souvent le diagnostic anatomique fut fibrome, myôme ou fibro-myôme; une fois myxofibrome (Duplay), une fois myoma-lymphangiectodes (Léopold), une fois fibro-myo-sarcome (Sänger).

Dans le cas de Paletta, le diagnostic oscille entre cystofibrome et l'hydrocèle à l'intérieur du ligament rond avec hypertrophie de ses parois.

Quant à l'opinion de Kleinwächter, qui admettait que dans les cas de Virchow et de Walter, où l'on avait trouvé de grosses concrétions pierreuses du ligament rond, il avait pu s'agir d'un fibrome calcifié, cette opinion rencontre un argument en sa faveur dans le cas de M. Duncan, dans lequel la tumeur présentait à son intérieur plusieurs endroits ayant subi la dégénérescence calcaire.

Il n'y a pas de raison pour qu'on ne rencontre pas quelque jour dans le ligament rond quelques-unes des formes de tumeurs conjonctives qu'on n'y a pas encore trouvées.

Etant données les particularités anatomiques de la région, il est facile de comprendre les combinaisons des tumeurs conjonctives du ligament rond avec d'autres néoplasies; dans le cas de Hecker, avec une hernie de l'ovaire; dans celui de Hofmokl, avec un second fibrome; dans celui de Nicolaysen, avec une hydrocèle du canal inguinal.

Pour ce qui est de l'étiologie et de la pathogénie des tumeurs conjonctives du ligament rond, on ne peut, comme toujours, rien dire de certain. Il est très particulier que sur 11 cas, la tumeur siégeait 8 fois à droite. 1 fois des deux côtés, et seulement 2 fois à gauche. Cela ne proviendrait-il pas de la même cause qui rend les hernies inguinales plus fréquentes à droite?

Quant à l'âge des opérées, il est mentionné 10 fois. Il oscille entre 20 et 30 ans deux fois, 30 et 40 trois fois, 40 et 50 trois fois, 50 et plus deux fois Il en ressort qu'il n'y a pas d'âge de prédilection. La plupart des malades avaient accouché plusieurs fois, trois seulement une fois. Aucune n'était nullipare. De même que pour les tumeurs conjonctives de l'utérus, on doit admettre que la grossesse influe sur leur accroissement. Elles paraissent, après l'accouchement, subir une diminution légère et passagère, sorte d'involution. Leur accroissement était lent, comparé à leur volume. Un accroissement rapide eut lieu dans le cas de Kleinwächter; il se fit en un an. La coïncidence de la grossesse avec dégénérescence maligne a eu pour effet dans notre cas, de provoquer un accroissement rapide; dans le cas de Léopold, l'accroissement dépendait de la dilatation de nombreux espaces lymphatiques. Le trauma est une cause favorable à l'augmentation de volume, comme le prouve le cas de Hecker, si l'on veut reconnaître comme trauma la pression qu'exerçait l'ovaire en hernie inguinale sur le ligament rond.

Nous n'hésitons pas à admettre que, dans notre cas, un bandage porté sans motif pendant des années produisait un traumatisme chronique aussi efficace qu'un seul coup ou choc sur la région inguinale; cette dernière influence paraît aussi pouvoir déterminer une tumeur du ligament rond, comme le prouve le cas de Kleinwächter. On ne peut soutenir cependant que les grossesses, l'action de porter un bandage, les changements de position de l'utérus qui tiraillent le ligament rond, soient les seules causes de tumeur de cet organe. La théorie de Cohnheim sur les tumeurs ne nous apprend rien quand il s'agit de productions dont le tissu est homologue à celui de la matrice.

Si, d'après cette théorie, on voit de grosses tumeurs se développer aux dépens de germes embryonnaires presque invisibles, on doit admettre aussi que la chose doit se produire d'autant mieux aux dépens des tissus que l'on peut suivre jusque dans la tumeur, comme le ligament rond.

De tels germes ont-ils besoin d'être en hétérotopie pour avoir la faculté de produire une tumeur? La théorie de l'hétérotopie ne sert qu'à expliquer comment des tumeurs hétérologues peuvent se développer dans un tissu différent d'elles. Nous ne pouvons admettre la théorie de Cohnheim que pour le quatrième ordre de tumeurs du ligament rond, et encore pour les sarcomes à cellules rondes dont les éléments correspondent aux cellules rondes embryonnaires, à supposer toutefois qu'on en puisse observer de semblables dans le ligament rond.

Nous connaissons aussi peu les causes qui déterminent les tumeurs que celles qui s'opposent à leur développement.

Le cas de Hecker, hernie de l'ovaire avec tumeur fibreuse du ligament rond, ne prouve rien dans ce sens. La hernie ovarique congénitale pouvait fort bien avoir été déterminée par la brièveté anomale du ligament rond correspondant au gubernaculum de Hunter. L'histoire de la malade montre clairement que la tumeur fibreuse commença à se développer vers la 30me année, après avoir été exposée aux fréquentes pressions occasionnées par le gonflement périodique de l'ovaire. Il ne nous reste donc qu'un seul élément étiologique pour le développement des tumeurs du ligament rond, le traumatisme, chronique ou momentané.

Les symptômes peuvent tout à fait manquer dans la forme intra-péritonéale (Winckel), ou être ceux d'une tumeur utérine à développement rapide, d'une tumeur ovarique, ou du ligament large (Kleinwächter). Pour ce qui est de la forme intra-canaliculaire et extra-péritonéale, on se basera sur l'apparition initiale et évidente de la tumeur, dans la direction du canal inguinal, au niveau du point d'insertion du ligament rond, sur le mont de Vénus ou à la partie supérieure de la grande lèvre et sur son développement lent. La ressemblance avec une hernie adipeuse peut, à cette période, être d'autant plus grande, que la tumeur, encore petite, mobile, se laisse repousser dans le canal inguinal élargi (Verneuil). Cependant, il y manque l'impulsion à la toux et à l'effort, s'il n'existe pas à côté de hernie inguinale interne ou externe. La consistance de la tumeur sera aussi plus résistante. Tant qu'elle ne dépasse pas le volume d'une noix, on peut la confondre avec une hernie ovarique, car elle peut également se gonfler pendant la menstruation et devenir molle et douloureuse.

D'un côté, l'anamnèse éliminera les raisons qui militent en faveur de la hernie ovarique (en particulier l'existence constante depuis l'enfance de la tumeur représentant l'ovaire); d'un autre côté, les phénomènes nerveux qui accompagnent la dysménorrhée ovarique manqueront complètement. La forme des tumeurs du ligament rond est ronde ou elliptique, la surface lisse ou mamelonnée, la consistance ferme et souvent très dure, rarement alternance d'endroits durs et mous offrant la sensation de pseudo-fluctuation. La fluctuation pure manque tout à fait, grâce à quoi on peut les distinguer de l'hydrocèle de la femme dont la forme est en général elliptique ou étranglée, et la consistance molle ou élastique et tendue. La mobilité de ces tumeurs de bas en haut, de droite à gauche, d'avant en arrière, diminue tandis qu'elles s'accroissent, et d'abord elle diminue d'avant en arrière. On peut toujours plisser la peau et le tissu cellulaire au devant de la tumeur. A l'exception des veines distendues que l'on rencontre, la peau ne présente pas d'ordinaire de changements; dans les cas de tumeurs très volumineuses, la peau peut perdre sa mobilité, adhérer à la tumeur et devenir œdémateuse.

On peut sentir les ganglions inguinaux non augmentés de volume, tant qu'ils ne sont pas recouverts par la tumeur.

A la palpation et à la pression, ces tumeurs sont le plus souvent indolentes; cependant, elles deviennent assez souvent spontanément le point de départ de douleurs plus ou moins violentes, continuelles ou intermittentes, fixes ou irradiant vers le bassin, les flancs ou la cuisse, surtout à l'époque menstruelle.

La direction que prend la tumeur dans son développement ultérieur, l'influence que la grossesse et les dégénérescences peuvent exercer par poussées, ou rapidement sur l'accroissement de la tumeur, tout cela a déjà été mentionné. Plus la tumeur, soulevant en dedans le péritoine, se répand dans les parois abdominales sous les muscles et sous la peau, plus aussi s'accroît une sensation de tension pénible. La grossesse et la situation de la tumeur, sa sensibilité augmentant sans cesse, forcent la malade à changer ses vêtements. La tumeur remplissant peu à peu le petit bassin, le contenu de celui-ci subit des déplacements, et il en résulte des phénomènes de compression divers : dysurie, ovaralgie, douleurs de ventre et au sacrum, en conséquence de la latéro et rétroversion de l'utérus, de la constipation, etc. Les règles restent normales, ou bien il survient de l'aménorrhée, ou de la dysménorrhée. Même sans dégénérescence maligne de la tumeur, l'état général peut se trouver endommagé, et l'on peut voir survenir un fort amaigrissement et même de la cachexie.

En considérant nos tableaux, on peut se convaincre que le diagnostic clinique de tumeur du ligament rond n'a été fait qu'une seule fois, dans notre cas, et l'on pourrait en conclure que le diagnostic de ces sortes de tumeur est très difficile. La faute pourrait bien en être à ce que ces tumeurs ont été jusqu'à présent inobservées ou méconnues même par les gens qui s'occupent d'herniologie. On verra se reproduire cette expérience si souvent faite que les observations viendront s'entasser de plus en plus nombreuses, aussitôt que l'attention aura été tournée de ce côté.

Le diagnostic des tumeurs intra-péritonéales du ligament rond offre la plus grande difficulté, comme l'indique le cas de Winckel. Cependant, Winckel croit possible de les reconnaître. Il dit : « La rareté de ces tumeurs nous enseigne que, lorsqu'on rencontre une tumeur mobile derrière la vessie et devant l'utérus, on doit songer à un myôme du ligament rond, tumeur qui se laisse difficilement distinguer des polypes sous-péritonéaux de la paroi antérieure de l'utérus. » Par leur grosseur et leur forme, on pourrait aussi les confondre avec les ovaires. Le cas de Kleinwächter est une preuve de la portée pratique qu'il y a à poser le diagnostic exact. On pourrait confondre la tumeur avec un fibrome utérin sous-péritonéal, pédiculé, une tumeur solide des ligaments larges, car des fibromes provenant du ligament rond peuvent se développer dans le ligament large. Plus la tumeur du ligament rond est située près du canal inguinal, et plus se produisent de précoces adhérences avec la paroi, ce qui ne se produit dans les tumeurs précédemment énumérées que dans les cas d'augmentation considérable de volume. Dans les tumeurs solides de l'ovaire, il y a ordinairement de l'ascite; celle-ci manque quand la tumeur du ligament rond est fixée par ses adhérences. La situation unilatérale de la tumeur peut aussi la faire confondre avec le rein mobile ou l'hydronéphrose.

Pour la forme extra-péritonéale, le nombre des tumeurs à considérer dans le diagnostic différentiel est encore plus considérable, mais la distinction est plus facile à faire. Les tumeurs que l'on peut confondre sont : l'hydrocèle de la femme, la hernie lipomateuse et épiploïque, et la hernie simple de l'ovaire. Il pourrait à peine arriver que l'on prît une hernie ordinaire contenant du gaz, pour une tumeur conjonctive du ligament rond. L'hydrocèle siège le plus souvent dans le canal, tandis qu'on n'a pas encore observé de tumeur du ligament rond purement canaliculaire; l'hydrocèle est fréquemment étranglée, fluctuante; lorsqu'elle siège à l'intérieur du ligament rond, qu'elle est extra-canaliculaire, qu'elle s'enflamme, et dans ce cas l'inflammation de voisinage communiquée au péritoine ne manque pas de se produire, dans tous ces cas, le diagnostic est très dificile. On pourrait aussi montrer que l'hydrocèle peut être liée à la production de tumeurs du ligament rond. Pour ne pas examiner trop en détail le diagnostic différentiel, nous avons mis en regard les diverses affections que nous avons à considérer dans le tableau suivant :

1° Petite tumeur du ligament rond, jusqu'au volume d'une noix. (Examiner l'utérus et l'ovaire.)	*a.* Petite hernie graisseuse (sans impulsion, mais diminuant de volume à la pression, molle, sensible; rarement plus grosse qu'un pois ou un œuf de poule, ronde, mamelonnée ou en grappe. Voyez Schmidt, Hernies de l'hypogastre; Pitha et Billroth, IIIe vol., IIe partie, IIIe livraison. Ier cahier, p. 43, 61, etc.) *b.* Petite hernie épiploïque (apparence irrégulière, non lisse, surface grenue ou mamelonnée, consistance inégale. Possibilité de réduire; l'impulsion peut manquer. Souvent corde épiploïque sensible dans le ventre). *c.* Lipome sous-séreux, par-dessus le ligament rond. (Klob.) *d.* Hernie de l'ovaire normal (phé-

	nomènes menstruels, latéroversion utérine, absence d'ovaire dans les recherches combinées. Mobilité par tractions sur l'utérus et ses ligaments. *e.* Hernie utérine. *f.* Hernie vésicale.
2° Tumeur ayant jusqu'au volume d'un œuf d'oie, siégeant dans la région inguinale, la paroi abdominale, la partie supérieure de la grande lèvre.	*a.* Tumeurs ganglionnaires (bubon unilatéral). Affection primitive évidente, phénomènes inflammatoires. Lymphosarcome souvent double, irrégulier; les glandes normales manquent. *b.* *Abcès* (du psoas, péri-utérins, etc., correspondant rarement exactement à la région inguinale). *c.* Carcinome du cæcum et de son appendice. (Comparez Berer, *Gazette clin. hebd. de Berlin*, 1882, n° 41.)
3° Siége presque exclusif dans la grande lèvre (pédicule existant ou non).	*a.* Grosse hernie avec contenu solide, surtout grosses hernies irréductibles. *b.* Dégénérescence cancéreuse de l'ovaire contenu dans un sac herniaire. *c.* Lipome, fibrome, sarcome des grandes lèvres (propagation de l'un à l'autre ou par la commissure postérieure vers l'autre grande lèvre). *d.* Éléphantiasis de la vulve.
4° Situation prédominante dans la paroi abdominale.	*a.* Tumeur conjonctive de la paroi abdominale sans relation avec le ligament rond. *b.* Échinocoques (symptômes spéciaux).
5° Siège dans la région inguinale, la paroi-abdominale, la fosse iliaque, le petit bassin.	*a.* Kystes et tumeurs solides de l'ovaire, de l'utérus, avec adhérences à la paroi abdominale et pelvienne. *b.* Kystes sous-péritonéaux. Échinocoques du bassin. *c.* Ostéosarcome du bassin. *d.* Sarcome du psoas, du tissu conjonctif du bassin. *e.* Indurations périmétriques (symptômes spéciaux).

La ponction exploratrice, au moins avec la seringue de Pravaz, peut, comme nous l'avons éprouvé, induire en erreur. C'était vraiment un remarquable hasard que de piquer juste une des cavités remplies de liquide, ce qui nous conduisait à admettre qu'il s'agissait d'un kyste entouré de parois épaisses ; jusqu'à ce que la ponction négative avec un gros trocart vînt nous démontrer que la tumeur était solide, avec quelques petits espaces kystiques. Si l'existence à l'intérieur de la tumeur d'une portion d'intestin restait douteuse, il faudrait s'abstenir de ponctionner. La ponction, même dans les tumeurs solides, est absolument innocente ; elle sert à déterminer s'il existe à l'intérieur des cavités kystiques. L'incision servira le plus souvent de premier temps à l'opération. Verneuil, dans certains cas, fait une incision, puis ponctionne.

Le diagnostic régional de tumeur solide du ligament rond est-il posé, il s'agit alors de distinguer de quelle espèce de tumeur conjonctive il peut s'agir : fibro-myôme, fibro-sarcome et cysto-fibrome. On peut considérer d'abord la marche de la tumeur. Le fibrome, le fibro-myôme croît lentement, d'une façon continue, et n'entrave pas la santé générale. Un développement rapide avec diminution des forces, amaigrissement, cachexie, troubles notables de la santé générale, parle en faveur d'une dégénérescence sarcomateuse. Tandis que le fibro-sarcome se distingue par une consistance égale et ferme, et n'offre à la ponction que de petites cavités rencontrées au hasard, le cysto-fibrome, de son côté, se met à grossir rapidement à partir d'une certaine époque ; il devient en même temps mamelonné, et certaines bosselures prennent une consistance fluctuante ou pseudo-fluctuante, et par la ponction on en peut évacuer le liquide.

Encore quelques mots sur le pédicule des tumeurs conjonctives du ligament rond, particularité à laquelle Duplay attribue une si grande valeur qu'il divise ces tumeurs en tumeurs pédiculées et non pédiculées. Tout d'abord, on peut considérer comme un pédicule le ligament rond lui-même. Quelquefois l'on réussit, surtout dans les cas de petites tumeurs de la région inguinale et des grandes lèvres, à suivre un pédicule qui conduit au ligament rond. Si un tel pédicule paraît se prolonger dans le canal inguinal, on pensera, dans le doute, plutôt à un pédicule herniaire ou au collet du sac lui-même. Les énormes tumeurs extra-péritonéales occupant la paroi abdominale et le bassin sont dépourvues de pédicules dans le sens clinique, et elles sont peu ou pas mobiles.

Les cas de Léopold et de Sänger nous montrent clairement quel est le pronostic quand on laisse les tumeurs à elles-mêmes exposées aux traumatismes que comporte leur situation superficielle. Dans le premier cas, au bout de quatorze ans, la tumeur, composée de kystes lymphangiectasiques, faisait saillie dans le bassin ; dans le second cas, au bout de cinq ans, la dégénérescence sarcomateuse était survenue. Dans les deux cas, une tumeur, d'abord bénigne et restant longtemps petite, avait enfin subi une dégénérescence de mauvaise nature, menaçant directement la vie. Nous ne pouvons commettre une faute en nous basant, pour admettre cette transformation, sur les trois raisons suivantes : facilité de l'envahissement du tissu sous-péritonéal, riche vascularisation du territoire de l'épigastrique, et influence étiologique si importante du traumatisme.

L'indication se trouve naturellement posée d'opérer le plus tôt possible. Les petites tumeurs avec pédicule s'énucléent facilement; plus leur base sera large, plus l'opération sera difficile. Dans les cas de siège purement abdominal, il faudrait entreprendre, d'après Skliffanowsky, la résection du péritoine et des muscles des parois.

Il est plus avantageux de couper les muscles qui enveloppent la tumeur que de les disséquer péniblement de la capsule de la tumeur; c'est ce qui nous réussit dans notre cas, mais à la vérité avec une perte de sang considérable. Il serait peut-être bon de lier auparavant le principal vaisseau, l'artère épigastrique. Il est difficile de décider s'il serait avantageux, en cas de situation unilatérale de la tumeur, de commencer la laparotomie sur la ligne blanche. On pourrait, à la vérité, se servir avec avantage de l'aide de la main introduite dans le ventre, ce qui rendrait l'énucléation plus facile et en même temps plus innocente à l'égard du péritoine. S'il devenait nécessaire de réséquer le péritoine, on pourrait établir une fenêtre en rapport avec l'incision de la ligne blanche, ou bien suturer celle-ci isolément. Si la tumeur adhère si fermement au grand bassin, à la ligne innominée et au petit bassin, qu'elle ne soit pas énucléable, sa résection expose aux plus grandes difficultés. Laisser de côté les ligaments larges et la vessie, lier les branches principales de l'artère iliaque interne, recouvrir la perte de substance péritonéale, tout cela ne serait guère possible qu'en faisant la laparotomie, puis établissant un drainage suffisant par le vagin.

Plus les gynécologues et les chirurgiens, surtout ceux qui s'occupent d'herniologie, s'occuperont avec soin de ce groupe de tumeurs conjonctives du ligament rond, découvert depuis peu, plus les observations s'accumuleront et deviendront l'occasion de compléter les recherches que nous avons faites ici.

Paris. — A. Parent, imp. de la Fac. de médec., A. Davy, successeu.
52, rue Madame et rue M.-le-Prince, 14.

www.ingramcontent.com/pod-product-compliance
Ingram Content Group UK Ltd.
Pitfield, Milton Keynes, MK11 3LW, UK
UKHW020521230726
13925UKWH00005B/2213

9 782016 174456